ALZHEIMER

Coleção **SAÚDE DA MENTE**

COMO ENFRENTAR O

ALZHEIMER

2ª edição

astral cultural

Editora Natália Ortega
Editora de arte Tâmizi Ribeiro
Produção editorial Ana Laura Padovan, Andressa Ciniciato e Brendha Rodrigues
Revisão João Rodrigues
Capa Agência MOV

Dados Internacionais de Catalogação na Publicação (CIP)
Angélica Ilacqua CRB-8/7057

C728

Como enfrentar o Alzheimer / Astral Cultural. – 2. ed. – Bauru, SP : Astral Cultural, 2023.
128 p. (Coleção Saúde da Mente)

ISBN 978-65-5566-420-1

. 1. Alzheimer, Doença de - Obras populares I. Série

23-5447 CDD 616.831

Índices para catálogo sistemático:
1. Autoajuda

BAURU
Rua Joaquim Anacleto
Bueno, 1-20
Jardim Contorno
CEP: 17047-281
Telefone: (14) 3879-3877

SÃO PAULO
Rua Major Quedinho, 111
Cj. 1910, 19° andar
Centro Histórico
CEP: 01050-904
Telefone: (11) 3048-2900

E-mail: contato@astralcultural.com.br

APRESENTAÇÃO

São muitas as dúvidas, os medos e as incertezas que envolvem os que sofrem de Alzheimer e também os que convivem com ele. Não se lembrar de pessoas ou eventos, ter dificuldade para organizar o pensamento ou para realizar tarefas por vezes simples abrem um caminho de inseguranças, frustrações e tristezas tanto para a vítima da doença quanto para quem convive com ela.

Para quem sofre perda progressiva de memória, o ambiente se torna estranho e solitário — até o total apagamento — e exige atenção constante de cuidadores e familiares.

Por isso, é importante que estejam informados sobre os aspectos fisiológicos e psicológicos da doença, além de buscarem suporte para aqueles que convivem diretamente com os pacientes, principalmente cuidadores. A todo momento, devem estar atentos às novas descobertas e orientações de especialistas para o enfrentamento da doença. Só assim serão capazes de lidar melhor com o paciente.

SUMÁRIO

1

INTRODUÇÃO

O Alzheimer se tornou um tema próximo à vida da maioria das pessoas, seja por alguém na família ou algum conhecido ter desenvolvido a doença. Tão comum que faz parte de conversas cotidianas e até de brincadeiras entre amigos, quando um deles anda "meio esquecido". Embora seja um tema bastante falado, ainda há muito o que descobrir sobre o problema, que atinge 55 milhões de pessoas no mundo todo.

E os números não param de crescer: até 2030, serão aproximadamente 82 milhões de portadores da doença no mundo; em 2050, 152 milhões, segundo a Associação Internacional de Alzheimer (ADI). No Brasil, o número de portadores atualmente é 1,2 milhão. Contudo, são estimados mais de 10 milhões de novos casos por ano no mundo todo, o que equivale a uma pessoa diagnosticada a cada 3,2 segundos.

Em linhas gerais, o Alzheimer é uma condição neurológica degenerativa progressiva, ainda sem cura, que consiste na perda grave de memória e outras habilidades cognitivas, como a atenção e a capacidade de raciocínio.

De acordo com a Organização Mundial de Saúde (OMS), o Alzheimer é a forma mais comum de demência, sendo responsável por 50% a 75% dos casos. O problema se concentra na população de idosos, principalmente a partir dos 65 anos. Estima-se que a incidência seja de 25% em pessoas com mais de 85 anos.

Outro dado é que mulheres têm até três vezes mais chances de desenvolver Alzheimer do que homens.

Primeiros sintomas

Descrita, em 1906, pelo neurologista alemão Alois Alzheimer, a doença se caracteriza, inicialmente, pelas seguintes manifestações:

Declínio da memória para fatos recentes: o idoso não se lembra do que aconteceu há poucos instantes e no dia anterior, repete as mesmas perguntas e histórias várias vezes, esquece o que está prestes a fazer e perde objetos com frequência;

Redução na capacidade de raciocínio e discernimento: não resolve problemas, nem acompanha conversas ou pensamentos complexos, pode sair de casa com vestimentas impróprias ou sem roupa e não entende as consequências;

Desorientação no tempo e espaço: torna-se difícil perceber o passar das horas e dos dias, até sem saber qual é o ano presente, assim como pode não identificar caminhos antes conhecidos e não reconhecer onde está, mesmo que seja na própria casa;

Dificuldade para realizar atividades habituais: trabalhar, trocar de roupa, cuidar da higiene pessoal ou cozinhar, por exemplo, podem se tornar processos lentos e bastante complicados;

Incapacidade de se comunicar com a mesma habilidade de antes: isso significa que a pessoa não consegue exprimir seus sentimentos, troca os nomes de objetos e pessoas, além de, gradualmente, apresentar dificuldade em pronunciar as palavras;

Confusão mental, falta de atenção ou concentração: a linha de raciocínio, o entendimento e a percepção são prejudicados de tal forma que até acompanhar o enredo de uma novela acaba sendo um grande desafio;

Diminuição de reflexos e habilidades motoras: dificuldade para manusear objetos, subir escadas, andar em locais movimentados e dirigir automóveis;

Perda da autonomia: ler e escrever, ir ao mercado sozinho e lidar com dinheiro, principalmente, passa a ser mais complicado. Outro agravante é que pacientes com a doença tendem a perambular sem rumo dentro e fora de casa, com o perigo de não saber voltar;

Mudanças de comportamento: irritação, agressividade, mau humor, agitação, melancolia e suspeita injustificada, desconfiando de tudo e todos, são sinais comuns. Há casos também de sexualidade e desinibição exageradas;

Olhar vago: repentinamente e de forma prolongada, o idoso parece distante e, com frequência, percebe-se olhando para o nada, como se não estivesse prestando atenção;

Abatimento: o semblante fica bastante cansado, as expressões são pesadas e raramente o paciente manifesta um sorriso ou dá risada;

Isolamento: a pessoa prefere ficar sozinha a participar de situações e atividades de que gostava; mesmo rodeada de gente, tende a se isolar e ficar alheia ao que acontece à sua volta;

Apresenta "síndrome do pôr do sol": entre o final da tarde e o começo da noite, portadores de Alzheimer ficam inquietos e os demais sintomas se acentuam. O comportamento é conhecido na medicina por *sundowning*;

Alterações físicas: pode apresentar fala embaralhada, movimentação corpórea mais lenta e insegura, redução da força motora, além de perda de apetite, incontinência urinária, entre outras;

Insônia: o horário de descanso é marcado tanto pela dificuldade de dormir quanto de manter o sono, com a pessoa acordando diversas vezes durante a noite;

Desaprender: gradativamente, o acometido pela doença não sabe mais para que servem objetos comuns ao seu dia a dia, como um eletrodoméstico que ele sempre usou, ou então tende a se assustar porque não entende sons (até do telefone ou da campainha) e imagens do reflexo no espelho ou sombras, um fenômeno chamado de agnosia;

Ocorrência de alucinações: em estágio avançado, ocorrem interpretações erradas de estímulos visuais ou auditivos, o acometido acredita ter falado com pessoas que não existem ou que já morreram, pode apresentar mania de perseguição, inventar situações e não reconhecer familiares.

Como ocorre

A doença de Alzheimer se instala quando o processamento de certas proteínas do sistema nervoso central começa a dar errado. Surgem, então, fragmentos de proteínas mal cortadas, tóxicas, dentro dos neurônios e nos espaços que existem entre eles.

Como consequência dessa toxicidade, ocorre perda progressiva de neurônios em certas regiões do cérebro, como o hipocampo, que controla a memória, e o córtex cerebral, essencial para a linguagem, a memória, o reconhecimento de estímulos sensoriais e pensamento abstrato.

Não se sabe ao certo o motivo pelo qual a doença aparece, mas, atualmente, são conhecidas algumas lesões cerebrais características da patologia. As duas principais alterações que se apresentam são as placas senis decorrentes do depósito de proteína beta-amiloide, anormalmente produzida, e os emaranhados neurofibrilares, frutos da hiperfosforilação da proteína tau.

Estudos recentes demonstram que essas alterações cerebrais já estariam instaladas antes de os sintomas demenciais serem notados pelos familiares e diagnosticados por profissionais da saúde. Por isso, quando aparecem as manifestações clínicas que permitem o estabelecimento do diagnóstico, diz-se que teve início a fase demencial da doença.

Não é esclerose

Há muitos anos, era comum considerar que um idoso com sintomas de Alzheimer estava "esclerosado". Na verdade, a esclerose denomina várias doenças, até mesmo algumas sem relação com o cérebro. Na medicina, é definida pelo aumento de tecido e endurecimento do órgão.

Uma pesquisa, divulgada pelo Instituto Brasileiro de Opinião Pública e Estatística (Ibope) mostrou que cerca de 70% da população brasileira não sabe realmente o que é esclerose, associando-a ao envelhecimento. Assim, é comum a confusão entre a doença e alguma forma de demência. Porém, há distinções importantes entre os dois casos.

A esclerose múltipla (EM) é uma doença inflamatória autoimune que afeta o sistema nervoso central, comprometendo o cérebro e a medula espinhal, o que pode causar quadros de paralisia, dificuldade em se locomover ou em movimentar outros membros, além de afetar a sensibilidade do corpo.

Já a esclerose lateral amiotrófica (ELA) afeta principalmente os neurônios e as fibras situadas na parte lateral da medula, responsável pelo controle dos movimentos corporais, podendo causar fraqueza, atrofia muscular, câimbras e dificuldade na fala, entre outros prejuízos.

Aliás, o termo "esclerosado" é considerado pejorativo e não deve mais ser utilizado para designar problemas de perda cognitiva como a memória.

Também está em desuso a expressão "mal de Alzheimer", substituída por "doença de Alzheimer".

Fatores de risco

Não é possível atribuir o desenvolvimento do Alzheimer a uma causa específica. O que a medicina considera relevante são os fatores genéticos, o baixo estímulo cognitivo ao longo da vida e também o mau funcionamento dos neurônios (células nervosas), o que pode ocorrer por uma série de razões.

O quadro de saúde como um todo também é um diferencial importante. Entre os principais fatores de risco estão:

Idade: os casos são esporádicos em pessoas na faixa dos 50 anos, têm incidência em torno de 1% aos 60 anos e, a partir dos 65 anos, praticamente duplicam a cada cinco anos. Depois dos 85, prevalecem em torno de 50% da população.

Histórico familiar: estima-se que cerca de 40% dos portadores de Alzheimer têm parentes de primeiro grau afetados pela doença. A hereditariedade tem peso maior nos casos precoces, ou seja, antes dos 65 anos.

Problemas preexistentes: ter doenças crônicas como hipertensão, diabetes, colesterol e triglicérides elevados, ser vítima de acidente vascular cerebral (AVC), obeso ou tabagista (fumante) predispõem ao desenvolvimento do Alzheimer.

Isso porque o bom funcionamento cerebral está fortemente relacionado com a saúde do coração e dos vasos sanguíneos. Afinal, o oxigênio e os nutrientes necessários para sua atividade normal são obtidos do sangue.

Pouco estímulo do cérebro: executar atividades intelectuais mais complexas ao longo da vida, seja por meio de estudo, trabalho ou exercícios mentais, oferece maior quantidade de estímulos cerebrais e, assim, mais conexões são criadas entre os neurônios. Por isso, a baixa escolaridade pode ser associada ao risco maior de ter a doença.

Traumatismo crânio-encefálico: pacientes que sofreram fraturas de crânio (traumatismo craniano moderado ou grave) e lesões no encéfalo, especialmente quando há amnésia ou perda de consciência por mais de 30 minutos, parecem mais sujeitos à enfermidade. Pessoas que tiveram repetidos ferimentos na cabeça, como atletas e lutadores, também correm maior risco de apresentar a doença.

Deficiência cognitiva leve (DCL): é caracterizada por alterações na capacidade de pensar, mas não torna a pessoa incapaz de aprender, trabalhar ou formar família. Entretanto, sofrer desse tipo de deficiência, ainda mais se envolver problemas de memória, eleva a incidência de Alzheimer e outras doenças degenerativas do cérebro.

Síndrome de Down: a doença tem uma incidência maior nesses indivíduos e as alterações neuropatológicas se instalam de forma precoce nos portadores da síndrome, possivelmente pela produção excessiva de uma proteína encontrada em abundância nas placas cerebrais de quem tem a doença de Alzheimer.

Alteração da apolipoproteína E: é uma proteína presente na circulação, importante no transporte de colesterol no sistema nervoso central. Indivíduos em que essa proteína possui determinadas características genéticas têm probabilidade mais alta de desenvolver a demência.

Prevenção

A melhor forma de evitar ou atrasar ao máximo o desenvolvimento do Alzheimer é manter um estilo de vida saudável, controlar as doenças crônicas e manter o cérebro bem estimulado. Algumas recomendações são importantes:

Desenvolvimento contínuo: estudar assuntos diversos, aprender línguas ou um instrumento musical são atividades que mantêm a mente ativa e aumentam a reserva cognitiva (resistência da mente às lesões do cérebro).

Exercícios para a mente: pode ser útil praticar jogos e atividades que desafiam o intelecto, como palavras cruzadas, sudoku, xadrez, videogame e muitos outros.

Promover a vida social: realizar qualquer tipo de atividade em grupo (estudo, teatro, dança, pintura, culinária, terapia, exercícios, voluntariado, religião, entre outras) movimenta o corpo e a mente, melhora a autoestima e a saúde como um todo.

Prática de atividades físicas: até mesmo uma caminhada leve libera no organismo substâncias como endorfina (que dá sensação de bem-estar e bom humor) e irisina, hormônio que protege as cognições cerebrais e a memória em curto e longo prazos.

Saúde psicológica: um estudo internacional mostrou que ansiedade, estresse e cansaço emocional aumentam em 40% a incidência de problemas neurológicos como o Alzheimer. Assim, é importante procurar psicólogos e psiquiatras.

Cuidado com a saúde: problemas como diabetes, hipertensão e colesterol comprometem a vascularização cerebral e aumentam potencialmente as chances de ter demência vascular e Alzheimer. Exames preventivos devem ser feitos a partir dos 40 anos.

Alimentação saudável e regrada: além de prevenir a obesidade, que piora os fatores de risco cardiovasculares, uma dieta rica em antioxidantes (presentes em chá verde, castanhas, vegetais e frutas) e ômega-3 (que tem como fontes salmão, atum e sardinha) protege os neurônios e a memória.

Dormir bem: o comprometimento da fase chamada de sono profundo aumenta a presença da proteína tau no organismo humano, que é um indicador da doença. Em longo prazo, essa proteína se acumula e, com isso, deteriora placas cerebrais.

Evitar o cigarro: estudos indicam que quem fuma, principalmente entre os 50 e 60 anos, pode aumentar em até duas vezes o risco de desenvolver Alzheimer.

Reserva cognitiva

Da mesma forma que o corpo precisa de exercícios físicos, o cérebro requer atividade mental. Não basta simplesmente "ser estudado": é fundamental manter o cérebro em ação, estimulando a mente de todas as maneiras possíveis durante toda a vida.

Os médicos afirmam que não se trata de evitar o Alzheimer, mas de ter o que eles chamam de "reserva cognitiva". Quanto maior ela for, por mais tempo poderá ser usada antes de surgirem manifestações clínicas graves do Alzheimer, que podem, até mesmo, nem aparecer.

Isso acontece porque a aquisição de conhecimentos diferentes cria novas conexões entre os neurônios (sinapses) e aumenta a reserva intelectual, fatores que ajudam a prevenir e até retardar o surgimento de algum tipo de demência.

Esses novos caminhos ampliam a possibilidade de contornar as lesões cerebrais, sendo necessária uma maior perda de neurônios para ter falhas significativas de memória ou algum grau de confusão mental.

Para ter uma boa reserva cognitiva, é preciso investir em desafios para o cérebro, indo dos mais simples, como fazer palavras cruzadas, até buscar uma faculdade destinada à terceira idade, fazer cursos profissionalizantes e estudar diferentes áreas. Isso porque uma pessoa pode gostar muito de sudoku e ter um bom estímulo do ponto de vista matemático, porém, se só fizer isso, vai trabalhar uma pequena área do cérebro. Toda parte de vocabulário, por exemplo, deixará de ser exercitada. Por isso, a importância de abranger temas diversos e desenvolver diferentes cognições.

A preocupação surge quando se analisa a realidade nacional. Uma pesquisa com pessoas acima dos 55 anos revelou que apenas 18,1% dos brasileiros exercitam a mente todos os dias, enquanto 22,8% disseram não exercitar nunca. No entanto, não importa a idade, é possível aprender e estimular a curiosidade sobre o mundo. Para começar, existem algumas dicas básicas para garantir maior reserva cognitiva. Por exemplo, fazer contas de cabeça em vez de utilizar uma calculadora, manter hábito de leitura — de livros ou revistas —, aprender a tocar um instrumento ou cantar, escrever todos os dias (mensagens, poemas ou reflexões), exercitar a criatividade com trabalhos manuais, caminhar ou utilizar a tecnologia de forma favorável, como aplicativos e jogos para exercitar a mente.

Envelhecimento

A diferença entre ter qualidade de vida e "colecionar" doenças na terceira idade está bastante relacionada ao modo como a população vê e se prepara para a velhice. De certa forma, o conceito de terceira idade é recente no Brasil.

Em 1940, a expectativa de vida do brasileiro era de 45,5 anos. Atualmente, é de 77 anos, segundo o Instituto Brasileiro de Geografia e Estatística (IBGE). A mudança em apenas oito décadas representa um aumento de 167%. Graças ao desenvolvimento econômico e aos avanços tecnológicos, tanto na medicina quanto no saneamento básico, homens e mulheres vivem mais.

Com o objetivo de analisar o modo de vida em território nacional, a Sociedade Brasileira de Geriatria e Gerontologia (SBGG), em parceria com a Bayer, conversou com brasileiros de 10 capitais, na faixa etária acima dos 55 anos.

De acordo com o estudo, 63% desse público pensa no envelhecimento; 32% afirmam estar bem com o passar do anos e apenas 14% se assustam com a situação. Mais da metade, 54%, não se sente velho, 29% teme a solidão e 27% têm como expectativa para o futuro curtir a família, em especial os netos.

Para chegar lá, buscam saúde e qualidade de vida: 24% visitam o médico frequentemente, 23% se alimentam de maneira adequada e 17% praticam exercícios regularmente. Além disso, 64% frequentam eventos sociais semanalmente e 76% disseram ler ou praticar alguma atividade que desafie o cérebro, possivelmente, com a intenção de prevenir o Alzheimer.

Apesar de 64% se considerarem saudáveis, 62% possuem alguma doença crônica e 65%

fazem uso de medicamentos. Entre as questões que mais os afligem, estão a incapacidade de enxergar ou se locomover, 21%, e o desenvolvimento de doenças graves, 18%, como a demência.

2

COMO CONSEGUIR DIAGNÓSTICO

Os sintomas do Alzheimer são muitos. Em geral, não surgem todos ao mesmo tempo e costumam ser gradativos. Por essa razão, podem ser confundidos com sinais comuns do envelhecimento, como não se lembrar de onde colocou objetos pessoais ou se cumpriu alguma tarefa.

Aliás, esse tipo de esquecimento está entre as queixas mais frequentes nos consultórios de geriatras e neurologistas. Ligada ao controle da atenção e da concentração, é chamada de memória executiva. É responsável pela lógica, pelo planejamento, pela capacidade de resolver problemas e pela articulação rápida de ideias.

Há várias razões para o esquecimento, ainda assim, vale a pena fazer um check-up anualmente. Estudos apontam que o declínio da capacidade cerebral pode começar até 20 anos antes de os pacientes notarem os primeiros indícios de alguma doença degenerativa do cérebro.

A memória, por exemplo, até pode ser o primeiro alvo do Alzheimer, mas, de modo geral, o diagnóstico da doença ocorre por exclusão. O rastreamento inicial deve investigar um possível quadro de depressão, pois há sintomas semelhantes.

Na dúvida, nada melhor do que conversar com um médico e receber uma avaliação das condições cognitivas.

A hidrocefalia de pressão normal, chamada de senescência benigna da memória (SBM), é apenas outro exemplo de doença que pode ser confundida com o Alzheimer.

Na consulta médica

Os especialistas que podem diagnosticar o Alzheimer são o clínico geral, o neurologista, o geriatra e o psiquiatra.

Antes da consulta, paciente ou acompanhante podem se preparar e devem fazer uma lista com os sintomas e há quanto tempo apareceram; isso facilita o processo de diagnóstico.

Apresentar o histórico médico, incluindo outras condições de saúde, e informar sobre medicamentos ou suplementos que utiliza com regularidade são medidas importantes. Sempre que possível, o idoso deve entrar no consultório acompanhado, pois, por medo ou vergonha, os pacientes tendem a esconder os sinais. Familiares e amigos devem ficar atentos e incentivar a busca de ajuda médica e o relato sincero, pois, sem o devido acompanhamento, a doença pode se tornar mais agressiva.

Investigação

Para excluir a possibilidade de outras doenças, exames de sangue, com ênfase na função da tireoide e nos níveis de vitamina B12, e imagens cerebrais — como ressonância magnética e tomografia — podem ser requisitados por especialistas.

Contudo, mais importantes são o diagnóstico clínico e os testes neurológicos, acompanhados da análise do estado mental para identificar os déficits de memória, linguagem e percepção de espaço.

Receber um diagnóstico preciso durante a fase inicial da doença é importante, pois representa maiores chances de que o Alzheimer não evolua rapidamente e que os sintomas sejam controlados por mais tempo, permite ter um laudo que possibilita receber serviços de ajuda e viabiliza uma oportunidade de o paciente expressar desejos pessoais em relação aos cuidados e à vida futura, além de colocar planos legais e financeiros em ordem.

Para o futuro

Um estudo da Universidade de Ohio, nos Estados Unidos, identificou uma nova maneira potencial de diagnosticar o Alzheimer. A equipe de pesquisadores descobriu biomarcadores (responsáveis por indicar a ocorrência de uma determinada função normal ou patológica do organismo) que contribuiriam para a identificação de mudanças nas proteínas encontradas no fluido espinhal e no sangue do paciente. À medida que a gravidade do Alzheimer aumentou, as proteínas se tornaram mais longas, rígidas e agrupadas.

Depois de encontrar esses sinais, que dariam pistas sobre a presença da enfermidade, os cientistas inseriram informações sobre os biomarcadores e outros fatores — incluindo as avaliações cognitivas de pacientes — em um algoritmo projetado para avaliar a gravidade da doença.

Eles descobriram que a equação poderia mostrar os estágios da doença e sua progressão.

Com essa ferramenta, seria possível prever o ritmo assumido pela doença no organismo.

A novidade ainda é experimental e não está pronta para uso clínico, mas em breve poderá auxiliar de diversas maneiras a melhorar os tratamentos já disponíveis. Com esses biomarcadores, os médicos vão observar mais facilmente as mudanças entre o envelhecimento normal e os diferentes estágios do Alzheimer.

Estágios da doença

O Alzheimer, geralmente, progride de forma lenta, dependendo do estado clínico do paciente no momento do diagnóstico e da capacidade da família de prover cuidados médicos continuados. A presença de sintomas neuropsiquiátricos logo no início, incluindo psicose, agitação e agressividade, tem sido associada com uma evolução mais rápida da patologia.

A partir do momento que os sintomas do Alzheimer são perceptíveis, o quadro clínico pode ser dividido em quatro etapas. Não há consenso quanto à duração de cada fase, pois varia muito de um paciente para outro.

Estágio 1 (forma inicial): alterações na memória, na personalidade e nas habilidades visuais e espaciais, comprometendo o trabalho e a vida social.

Estágio 2 (forma moderada): impacto maior na memória, no julgamento e na orientação, sendo maior nessa fase o risco do paciente se perder na rua. Há dificuldade para falar, realizar tarefas simples e coordenar movimentos, além de agitação, isolamento e insônia.

Estágio 3 (forma grave): resistência à execução de tarefas diárias, como se alimentar e realizar a higiene pessoal, com necessidade de acompanhamento constante do indivíduo. A deficiência motora é progressiva (muitos pacientes chegam a precisar de cadeira de rodas) e começa a dificuldade para comer. Ocorre incontinência urinária e fecal.

Estágio 4 (terminal): o paciente fica restrito à cama, tem rigidez muscular, não é mais capaz de andar, sofre com infecções intercorrentes e disfagia (incapacidade para deglutição espontânea, ou seja, engolir).

Evolução passo a passo

Em poucas palavras, a doença de Alzheimer causa a morte das células nervosas e a perda de tecido em todo o cérebro. Com o passar do tempo, o cérebro encolhe, o que afeta quase todas as suas funções. O córtex (camada mais externa do cérebro) retrai, danificando as regiões envolvidas com os pensamentos, planos e memórias. Esse encolhimento é principalmente grave no hipocampo, região do córtex que exerce papel importante na formação de novas lembranças. Os ventrículos (espaços preenchidos por fluido dentro do cérebro), por outro lado, ficam maiores.

Em análises médicas, o tecido com Alzheimer possui um número menor de células nervosas e de sinapses do que um cérebro saudável. As placas, depósitos anormais de fragmentos de proteína, se agrupam entre essas células. As células nervosas mortas ou prestes a morrer contêm emaranhados neurofibrilares, que são formados por filamentos de outra proteína.

As placas são formadas quando pedaços da proteína chamada beta-amiloide se agrupam. Elas vêm de uma proteína maior encontrada na membrana gordurosa que envolve as células nervosas. Os pequenos agrupamentos são capazes de bloquear a sinalização entre as células nas sinapses e também podem ativar as células do sistema imunológico que causam inflamações e devoram células deficientes.

Os cientistas não sabem ao certo o que causa a morte de células e a perda de tecido em um cérebro com Alzheimer, mas as placas e emaranhados são os principais suspeitos.

Nas regiões saudáveis, o sistema de transporte é organizado em filamentos paralelos ordenados como trilhos de trens. As moléculas de nutrientes, partes de células e outros materiais essenciais viajam por esse caminho. A proteína tau ajuda os trilhos a permanecerem retos. Em regiões afetadas, a tau se converte em filamentos torcidos, formando os emaranhados que destroem o sistema de transporte de células.

As placas e emaranhados tendem a se espalhar por todo o córtex em um padrão previsível de acordo com o avanço da doença. Os trilhos não conseguem mais se manter retos, rompem e se desintegram. Nutrientes e outros suprimentos essenciais não conseguem mais se movimentar entre as células, que acabam morrendo.

Genética

Entre os aspectos relacionados ao Alzheimer que mais geram preocupação está a hereditariedade. De fato, algumas famílias apresentam prevalência maior da doença que outras, mas é possível o aparecimento de casos entre pessoas cujos familiares idosos não desenvolveram o problema.

O Alzheimer causado por um gene determinante, ou seja, que garante que a pessoa vai desenvolver a doença, é raro e ocorre em menos de 1% dos diagnósticos. Nesse caso, recebe o nome de "doença autossômica dominante de Alzheimer" (ADAD, na sigla em inglês).

Entre outras variações genéticas identificadas por pesquisadores, há alguns genes de risco associados ao Alzheimer, sendo o apoE o mais comum. Estima-se que ele influencie até 25% dos casos após os 65 anos.

Exame

A boa notícia é que está disponível no mercado um teste de identificação de genotipagem que faz o mapeamento para saber se o indivíduo tem o gene de risco. A maioria dos especialistas reforça que o resultado positivo informa apenas que a pessoa tem uma predisposição para desenvolver o Alzheimer, o que não é suficiente para garantir que ela terá a doença.

Por essa razão, o exame é considerado polêmico: saber da presença do gene poderia apenas aumentar a ansiedade e o estresse sobre o assunto, pois não há uma forma de prevenir totalmente a demência além das recomendações que todos devem seguir, possuindo ou não o gene de risco.

Compreensão

Antigamente, o Alzheimer era classificado como pré-senil. Acreditava-se que as senilidades eram doenças vasculares, portanto, relacionadas ao processo de arteriosclerose. Hoje, sabe-se que o Alzheimer é a principal causa de demência e corresponde a 54% dos casos, segundo o Ministério da Saúde. Para parte dos especialistas, esse número pode chegar a 80%.

Entre outras doenças, aparece a patologia cerebrovascular (ou doença vascular cerebral), provocada por pequenos derrames. Outros tipos de demência são os corpos de Lewy (causa alucinações), a doença de Parkinson e o problema frontotemporal (redução das regiões frontal e temporal do cérebro).

Há também doenças que podem levar à demência, como problemas de tireoide, deficiência de vitamina B12, neurossífilis, complicações do vírus HIV, encefalite, intoxicação por metais pesados, tumores no cérebro etc.

Outro problema

Existe um quadro mais leve de perda de memória denominado Comprometimento Cognitivo Leve (CLL), que não causa tantos prejuízos à vida do indivíduo.

A distinção é importante porque, ainda que o CLL possa se configurar como o estágio inicial de Alzheimer ou de outros tipos de demência, também pode ser deflagrado por causas diversas, as quais incluem doenças do sono, depressão, ansiedade, problemas hormonais ou metabólicos.

3

POSSÍVEIS CONSEQUÊNCIAS

Muito além da perda de memória e da confusão mental, o Alzheimer vai debilitando o organismo como um todo na medida em que progride, diminuindo a expectativa de vida média da população. De modo geral, o tempo entre o início dos primeiros sintomas e o diagnóstico é de quase dois anos; a sobrevida a partir daí varia de 3 a 10 anos.

Estudos mostram que os indivíduos que recebem o diagnóstico aos 60 anos têm expectativa de vida de pouco mais de oito anos; para aqueles diagnósticos aos 90 anos, por exemplo, esse tempo cai para menos da metade, chegando a três anos, em média.

Um assunto cercado por dúvidas é como a pessoa com Alzheimer pode ir a óbito, algumas vezes, até de forma precoce. Como se trata de uma doença degenerativa, o tecido cerebral é danificado, juntamente com suas funções e células. Ao longo do tempo, e nos estágios mais avançados, o indivíduo pode perder os reflexos que o mantêm vivo, como respirar. Atrelada a essa perda, também acontece a diminuição do apetite, da fala e dos movimentos.

De modo geral, o Alzheimer prejudica o tratamento de outras condições de saúde. Por exemplo, uma pessoa com esse tipo de demência pode não ser capaz de comunicar que sente dor, relatar sintomas de outra enfermidade, seguir o tratamento prescrito e descrever os efeitos colaterais dos medicamentos.

Outro agravante é que, na medida em que a doença de Alzheimer progride para seus últimos estágios, as alterações cerebrais começam a afetar as funções físicas, como a deglutição, o equilíbrio e o controle do intestino e da bexiga. Esses efeitos aumentam a vulnerabilidade do paciente a problemas adicionais, como infecções, pneumonia, ataque cardíaco, quedas, fraturas, escaras, desnutrição ou desidratação.

Depressão

De acordo com o IBGE, cerca de 16,3 milhões de brasileiros sofrem com depressão. Quando agrupados por faixa etária, os dados mostram que a maior incidência está entre pessoas de 60 a 64 anos, liderando o ranking com 13,2% dos indivíduos diagnosticados.

Já as pesquisas internacionais mostram que, nos países com menor desigualdade socioeconômica, a depressão é significativamente menor entre as pessoas mais velhas. Especialistas que avaliaram o estudo brasileiro acreditam que estressores psicossociais como pobreza, violência, desagregação familiar e baixo acesso a serviços de saúde também podem ser gatilhos, além daqueles já conhecidos, como a perda de um ente querido.

Outro estudo estima que cerca de 34% dos idosos apresentem sintomas depressivos e que esses números são ainda maiores entre aqueles internados em asilos ou hospitais.

Na depressão, além dos aspectos psicológicos, há alterações no equilíbrio dos sistemas químicos do cérebro, principalmente nos neurotransmissores noradrenalina e serotonina. A depressão na terceira idade pode ser um sinal associado às fases iniciais da doença de Alzheimer. Porém, estima-se que cerca de metade dos pacientes deprimidos ficam sem diagnóstico e tratamento adequados devido aos preconceitos em relação à velhice e às doenças mentais.

Medicamentos antidepressivos, que atuam nos neurotransmissores, permitem a recuperação do equilíbrio químico do cérebro e, assim, a melhora dos sintomas. O acompanhamento psicoterápico complementa o tratamento, proporcionando a recuperação da qualidade de vida do idoso.

Pode ter causa?

Um estudo associou a depressão, especialmente a diagnosticada após os 50 anos de idade, ao risco de desenvolver Alzheimer. Essa foi a conclusão de uma análise de 23 estudos envolvendo 50 mil pessoas publicada pelo *British Journal of Psychiatry*, a qual tem o brasileiro Breno Satler Diniz como um de seus principais autores. Ele é colaborador do Laboratório de Neurociências do Instituto de Psiquiatria (IPq) do Hospital das Clínicas (HC) da Faculdade de Medicina da USP (FMUSP) e professor do Departamento de Saúde Mental da Universidade Federal de Minas Gerais (UFMG).

A pesquisa mostrou que pessoas com mais de 50 anos de idade que sofrem com depressão têm chances 65% maiores de desenvolver Alzheimer e duas vezes mais risco de ter demências vasculares no futuro. Isso significa que 31 a cada 50 depressivos nessa faixa etária podem ter Alzheimer e 36 a cada 50 podem vir a sofrer de demência vascular.

Vale lembrar que a depressão não afeta apenas o humor, mas é uma doença com consequências sérias, pois eleva os níveis de cortisol, que age sobre o hipocampo em áreas responsáveis pelo aprendizado e pela memória de curto prazo. Além disso, produz inflamação crônica que afeta os vasos sanguíneos do cérebro e reduz os níveis de fatores neurotróficos, substâncias que protegem os neurônios.

Debilidade física

Fora o aspecto mental, a consequência mais difícil do Alzheimer é quando o paciente, em estágio avançado, perde as habilidades motoras e a força muscular, ficando restrito à cama ou a uma cadeira de rodas.

Nessa etapa, a saúde como um todo tende a ficar mais debilitada, pois uma pessoa acamada sente dores com maior intensidade, está mais predisposta a infecções, pode ter feridas pelo corpo (escaras), sofre para manter a higiene e a alimentação adequadas. Conforme a doença progride, o idoso pode não reconhecer as sensações da necessidade de ir ao banheiro, ou não responder devidamente ao impulso, sendo comum a dificuldade de segurar a urina e as fezes (incontinência), surgindo a necessidade do uso de fraldas geriátricas. Por isso, assaduras e infecções na bexiga estão entre as principais complicações.

Como o Alzheimer pode afetar o equilíbrio e a coordenação motora, os riscos de queda também aumentam à medida que a doença se agrava, o que pode levar a fraturas ósseas, exigindo ainda mais cuidados.

4

O QUE EXISTE DE TRATAMENTO?

O Alzheimer destrói as células cerebrais, impossibilitando sua regeneração. Por essa razão, infelizmente a doença não tem cura nem pode ser revertida ou tampouco estabilizada.

Entretanto, há medicamentos capazes de fazer com que evolua de forma mais lenta, principalmente quando o diagnóstico é feito na fase inicial. Nessa etapa, a reabilitação neuropsicológica (que estimula a mente e a memória) também pode trazer benefícios à qualidade de vida.

Para preservar as funções intelectuais da pessoa pelo maior tempo possível, o ideal é um acompanhamento multidisciplinar, envolvendo neurologista, geriatra, psiquiatra, psicólogo, nutricionista e fisioterapeuta, entre outros profissionais da saúde. Porém, não menos importantes para estimular e manter o bem-estar do idoso são os cuidados, o carinho e a acolhida das pessoas mais próximas, que passam a maior parte do tempo com o paciente.

Aliviando os sintomas

Não existe um remédio para o conjunto de problemas causados pelo Alzheimer. No entanto, há dois tipos de medicação que visam desacelerar as perdas cognitivas e os problemas mais graves relacionados à memória.

Para outros sintomas, como a depressão, há prescrições específicas; no caso, antidepressivos. Alguns médicos podem indicar antipsicóticos (neurolépticos atípicos) para controlar a confusão mental e a agressividade, embora, mesmo com os remédios, seja difícil amenizar esses comportamentos.

É importante ressaltar que o tratamento de outras doenças, como diabetes e hipertensão, precisam ser continuados. O médico deve ficar atento a interações medicamentosas.

Os medicamentos mais indicados para o tratamento de Alzheimer são rivastigmina, donepezil e galantamina, que buscam melhorar o déficit de memória, linguagem e raciocínio, corrigindo o desequilíbrio químico do cérebro. Essa classe de remédios é conhecida como inibidores de colinesterase. Eles atuam inibindo a ação enzimática responsável pela degradação da acetilcolina (neurotransmissor importante nos mecanismos de memória e aprendizagem) e são recomendados desde o início do tratamento, com eficácia maior até o estágio moderado.

Entre os efeitos colaterais mais comuns, podem ser listados problemas gastrointestinais, circulatórios e alterações relacionadas ao sistema nervoso central, que podem ser passageiros, controlados ou desaparecer quando o médico reajusta as doses.

Outro medicamento é a memantina, indicada em casos mais severos de perda da memória e também chamada de antagonista dos receptores de glutamato (neurotransmissor cujo excesso é altamente tóxico para os neurônios).

Esse medicamento reduz um mecanismo específico de toxicidade das células cerebrais e facilita a neurotransmissão e a neuroplasticidade. O seu uso isolado ou associado aos anticolinesterásicos é indicado da fase moderada à avançada ou mais grave.

Entre os principais efeitos colaterais do medicamento, estão: sonolência, tontura, dor de cabeça e nas costas, constipação, vômito, dificuldade para respirar e aumento da pressão arterial.

Duração

O tratamento medicamentoso costuma ser reavaliado pelo médico ao completar um mês, mas deve ser mantido por um período mínimo de 3 a 6 meses para que se possa ter comprovação da eficácia. Enquanto a resposta for favorável ao paciente, o medicamento não deve ser suspenso.

É fundamental a ingestão diária das doses e também respeitar os intervalos prescritos. Pois a administração irregular compromete o resultado.

Avaliação

Em uma doença progressiva como o Alzheimer não é fácil perceber os efeitos da medicação. Para auxiliar, alguns especialistas recomendam que os acompanhantes anotem suas observações sobre os seguintes pontos: a memória está melhor? Os afazeres diários são cumpridos com mais facilidade? O quadro está estável? O declínio ocorre de forma mais lenta do que antes?

A partir das respostas, será possível avaliar a eficácia do tratamento e conversar com o médico sobre trocas ou ajuste das doses.

No SUS (Sistema Único de Saúde)

De acordo com o Ministério da Saúde, estão disponíveis nas unidades de saúde de todo o país os principais medicamentos para portadores de Alzheimer: donepezil, galantamina, rivastigmina (via oral e adesivo transdérmico) e memantina.

Nos postos de atendimento serão solicitadas cópias dos documentos de identidade, do Cartão Nacional de Saúde (CNS) e do comprovante de residência; laudo para solicitação; avaliação e autorização de medicamentos do componente especializado da assistência farmacêutica (LME) adequadamente preenchido; prescrição médica devidamente preenchida; e documentos exigidos nos Protocolos Clínicos e Diretrizes Terapêuticas (médico ou atendente devem colaborar com o processo).

Estudos que podem ajudar

Há muitas pesquisas relacionadas ao Alzheimer. Uma delas ganhou destaque recentemente na comunidade científica. De acordo com esse estudo, foram observadas evidências em seres humanos vivos de que uma das proteínas cerebrais ligadas ao Alzheimer (a tau) poderia estar se espalhando de neurônio para neurônio, como se fosse uma infecção. Essa descoberta pode contribuir para melhorar o alvo das intervenções terapêuticas e, também, para que sejam encontradas alternativas para restringir o dano cerebral decorrente desse mecanismo de propagação, que rouba a memória e a capacidade cognitiva de quem tem o Alzheimer.

Outro estudo apresentou uma nova possibilidade de medicação para retardar a perda de memória e clareza de raciocínio. Ainda em fase de testes, o composto contém o anticorpo monoclonal BAN2401, proteína do sistema imunológico projetada para remover placas beta-amiloides do cérebro (principais sinais da doença e responsáveis pelo bloqueio e destruição de neurônios).

A descoberta foi de 26% a 30% mais eficaz em reduzir o declínio neurológico em comparação com o placebo. Também reduziu cerca de 70% das placas no cérebro dos voluntários e impediu a formação de novas.

Possibilidades

Uma alternativa de tratamento que pode ser promissora é a cirurgia de estimulação cerebral profunda, que é usada normalmente para o tratamento de Parkinson. Trata-se de uma terapia feita por meio do implante de um pequeno elétrodo neuroestimulante no cérebro, que poderia estabilizar a doença. Essa possibilidade ainda não é consenso entre especialistas, mas já está disponível no Brasil, apesar de seu custo ser muito elevado e ainda não estar presente em todos os centros nacionais de neurologia.

Outras pesquisas científicas apontam que a utilização de células-tronco pode representar a melhora no controle da doença. Para isso, os pesquisadores retiraram células embrionárias do cordão umbilical de bebês recém-nascidos e implantaram no cérebro de ratos portadores de Alzheimer. Os resultados foram positivos, mas ainda é preciso testar a técnica em humanos para garantir a eficácia e a segurança do tratamento. As células-tronco são um grupo de células que podem se transformar em diversos tipos celulares diferenciados, inclusive em neurônios, e a esperança é a de que, quando implantadas no cérebro desses pacientes, elas combatam o excesso da proteína beta-amiloide, representando uma possibilidade de "cura" do Alzheimer.

Estímulos da mente

Segundo a Associação Brasileira de Alzheimer (ABRAz), atividades de estimulação cognitiva, social e física beneficiam portadores da doença a tal ponto que são consideradas tratamentos não medicamentosos.

Pacientes que utilizam o cérebro de maneira ampla e frequente se sentem mais seguros e confiantes, principalmente quando são submetidos a tarefas prazerosas e alcançáveis, que otimizam o uso das funções cerebrais ainda preservadas.

Com o intuito de auxiliar os idosos, algumas famílias ou cuidadores tendem a sobrecarregá-los, correndo o risco de criar resistência ou tornar o ambiente tenso, em especial quando os resultados não são obtidos. Por isso, a qualidade e a quantidade de estímulos devem ser monitoradas e avaliadas a partir da resposta dos pacientes. O intuito não é fazer a pessoa voltar a raciocinar como antes, mas, sim, promover o melhor funcionamento cerebral possível a partir de sua atual condição de saúde. As intervenções oferecidas podem ser de três áreas diversas que, quando combinadas com eficácia, podem obter melhores resultados:

Estimulação cognitiva: atividades ou programas que visam potencializar as habilidades cognitivas em situações, que requerem raciocínio, atenção, memória, associação de ideias, linguagem e planejamento. Algumas opções são jogos, desafios mentais, treinos específicos, construções, reflexões, resgate de histórias e uso de materiais que compensem dificuldades específicas (por exemplo, calendário para problemas de orientação temporal).

Estimulação social: priorizam o contato dos pacientes com grupos e familiares, estimulando as habilidades de comunicação, convivência e afeto para evitar o isolamento, a apatia e a inatividade diante de dificuldades. O mais indicado são as atividades culturais e as celebrações de datas festivas, de preferência em ambientes sem movimentação excessiva, estímulos simultâneos e conversas paralelas, pois o paciente pode não conseguir acompanhar. Em família, o melhor é resgatar histórias antigas com lembranças agradáveis e conversas amenas.

Estimulação física: exercícios leves e fisioterapia oferecem benefícios neurológicos e melhora na coordenação, força muscular, equilíbrio e flexibilidade. Contribui para o ganho de independência e favorece a percepção sensorial. Alongamentos e exercícios aeróbicos moderados, sob orientação e com acompanhamento dirigido, de acordo com o condicionamento do idoso são muito bem-vindos.

5

ORIENTAÇÕES PROFISSIONAIS

Médicos, especialistas de diversas áreas, familiares e idosos concordam: não é nada fácil se deparar com um diagnóstico de Alzheimer. Nesse contexto, os envolvidos podem navegar por diversos sentimentos e sensações, que vão do medo ao cansaço extremo, incluindo negação, tristeza e desespero.

O primeiro passo é perceber que o paciente não se resume a esse diagnóstico, muito menos à doença. A demência neurodegenerativa pode ser assustadora, mas será necessário conhecê-la profundamente para aprender a conviver com suas demandas e particularidades.

Cada estágio tem seus desafios: no início, o portador de Alzheimer vai oscilar entre instantes de "fuga" com a consciência de que está doente. Com o avanço da degeneração cerebral, um dia, quase tudo será confuso, desconhecido e hostil. E ele vai precisar de cuidado, carinho, acolhimento e paz porque, em sua mente, a realidade não parece ir muito além daquele momento. Para os cuidadores, sejam profissionais ou não, toda ajuda é bem-vinda e algumas orientações podem dar suporte a essa nobre missão.

Comportamento agressivo

Quando o portador de Alzheimer passa a se comportar de maneira agressiva, provocando e até xingando quem cuida dele, nem sempre é fácil lembrar que essa atitude faz parte da doença. Por mais que possa parecer o contrário, acredite: nada é pessoal.

Algum aspecto negativo da personalidade pode ser intensificado ou até mesmo o jeito de ser pode mudar completamente, mas é importante lembrar que estudos a respeito do tema mostram que é comum a teimosia e a inconveniência.

Estresse do cuidador

Esse é um fenômeno que já vem merecendo a atenção dos estudiosos do Alzheimer. As falas repetitivas, a inquietação, a agressividade e a melancolia dos pacientes, entre outros sinais, provocam estresse, ansiedade, irritação, desgaste emocional e até quadros depressivos no cuidador, especialmente se este for um membro da família.

Além de todo o cansaço físico, quem cuida acaba sofrendo uma espécie de luto antecipado e culpa por se estressar. Abatido ou revoltado, é muito comum o cuidador descuidar de si. Conforme a doença vai evoluindo, as demandas do paciente aumentam bastante e, como se trata de um processo sofrido, requer paciência e muito desprendimento.

Por isso, para cuidar do paciente, a pessoa precisa estar bem, não se esquecer da própria saúde, da importância de descansar e de proteger o máximo possível suas emoções, buscando alternativas para aliviar a pesada carga desse tipo de estresse.

Sem forçar

Por mais que seja tentador estimular a memória do indivíduo insistindo para que tente se lembrar de uma situação ou pessoa, recente ou do passado, questionamentos e cobranças podem desencadear frustração, tristeza e até brigas. A melhor forma de contribuir com a memória é propor atividades simples e divertidas, dentro das possibilidades e do ritmo do idoso.

Quando ele repetir as mesmas histórias e perguntas diversas vezes, falar de situações irreais ou de pessoas que já morreram como se estivessem vivas, não adianta confrontar, nem provar que o doente está errado. Discutir gera sofrimento desnecessário ao paciente e a quem convive com ele e, em longo prazo, contribui para piorar tanto a relação com o idoso quanto seu estado mental. Logo, ele vai se esquecer da situação ruim, mas quem cuida, não.

Quando isso acontecer, ainda que seja o tempo todo, procure mudar o foco, chamando a atenção para outro tema.

Prazer em conhecer

Para a maioria das pessoas é muito triste e frustrante quando o ente querido não lhe reconhece. Se você estiver nessa situação, saiba que o paciente também fica chateado. Quando perceber que ele não se lembra, procure cumprimentar e interagir de maneira a criar um "novo" vínculo entre vocês, como faz com pessoas que realmente acabou de conhecer.

Pense no quanto pode ser prazeroso conversar com alguém pela primeira vez, faça perguntas e se apresente. Essa é uma oportunidade de aplicar, na prática, o que os especialistas dizem sobre dar um novo significado para a relação com o parente ou o amigo que tem Alzheimer.

A pessoa está ali

Pesquisas indicam que, mesmo na ausência da memória, os sentimentos dos idosos com Alzheimer persistem. Por isso, criar uma atmosfera que gere alegria e segurança contribui, inclusive, para o tratamento e a melhora da qualidade de vida.

O amor, o acolhimento, o conforto, a compaixão e a empatia são ferramentas que podem ser mais poderosas do que qualquer medicação. Como se costuma dizer: o ente querido pode não saber quem você é, mas você sabe quem ele é e o que representa em sua vida.

Exercite-se também!

O contingente de idosos que cuidam de portadores de Alzheimer é grande, tendo em vista que pode ser o próprio marido ou a esposa, um irmão ou amigo, outro parente e até os pais. Além do esforço físico e emocional, ainda pode surgir um sentimento de identificação e medo de ter o mesmo diagnóstico.

O conselho é se exercitar junto com o paciente, participando tanto das atividades físicas quanto das mentais. Aproveite também para adotar hábitos mais saudáveis na alimentação e deixar de lado o que é prejudicial, como o cigarro.

Mergulhe no assunto

Vale a pena participar de grupos de apoio para familiares dos pacientes, tanto os presenciais quanto aqueles que existem nas redes sociais e páginas na internet. Nesses ambientes, será possível trocar experiências, desabafar e perceber que não se está só nessa jornada. Também é recomendado se inteirar mais sobre o assunto, por isso é bom ler livros, revistas e fazer pesquisas.

Organize o ambiente

O local onde o paciente fica a maior parte do tempo influencia seu humor, sua relação com as pessoas e até sua capacidade cognitiva. Situações agitadas e bagunça favorecem a ansiedade e a confusão mental.

Por mais sobrecarregado que o cuidador da família esteja, é importante que o ambiente seja tranquilo e com situações previsíveis, que não sejam interpretadas como ameaçadoras pelo idoso. Tom de voz ameno, diminuição de barulhos, estímulos luminosos baixos, limpeza e organização fazem a diferença.

Dicas de alimentação

Já aclamada por favorecer o emagrecimento saudável, a conhecida dieta do Mediterrâneo está famosa por colaborar na prevenção e no tratamento de problemas cardiovasculares e também desacelerar os sintomas iniciais do Alzheimer.

O cardápio inclui frutas, verduras, cereais, peixes, azeite e o consumo moderado de vinho.

Além de priorizar alimentos saudáveis, o menu é fonte de ômega-3. Estudos sugerem que essa gordura do bem (encontrada em peixes como salmão, atum e sardinha) pode desacelerar o declínio cognitivo de forma significativa. Outras substâncias que resguardam o cérebro são os antioxidantes, que combatem os radicais livres, responsáveis pelo envelhecimento das células. Eles estão presentes principalmente em frutas, vegetais e oleaginosas.

Outros estudos mostram que esse tipo de dieta pode reduzir a probabilidade de demência em até 23% quando comparado a quem não possui esses hábitos de alimentação saudável. Vale lembrar que, apesar de o cérebro representar menos de 2% do peso corporal, o órgão fica com 25% da energia adquirida por meio das refeições. Ou seja, o cérebro é diretamente influenciado por aquilo que é ingerido.

Já o consumo de muitas calorias vazias, vindas principalmente do excesso de açúcar e gordura, eleva o risco de desenvolver o Alzheimer. Isso porque uma rotina alimentar desregrada está relacionada ao acúmulo de radicais livres, partículas que podem acelerar a degeneração dos neurônios.

Alimentos que protegem a mente

As frutas fornecem elementos antioxidantes, que neutralizam os radicais livres. Já os peixes são fontes de ômega-3, essencial para o cérebro. As carnes magras são ricas em vitaminas do complexo B, que fazem pequenos reparos no DNA. Temperos como: cúrcuma, salsinha e canela aparecem em estudos como coadjuvantes de um cérebro saudável. Por fim, bebidas quentes como: café e chá-verde têm compostos que mexem positivamente com a atenção e o aprendizado.

Equilíbrio nas refeições

São comuns queixas envolvendo alteração no paladar da pessoa com Alzheimer. Pode haver perda de apetite, levando à diminuição do peso e à carência de nutrientes, ou à fome exagerada. Em ambos os casos, a família deve monitorar as refeições e conversar com o médico sobre adequações na dieta.

Vale ressaltar que a boa nutrição é importante para a saúde geral e também para o funcionamento do cérebro e da cognição. Sem o suporte nutricional adequado, o paciente ficará ainda mais debilitado e frágil a quedas, a problemas como intestino preso ou diarreia, ao mal-estar, à insônia e a outras enfermidades.

O mais comum, de acordo com os especialistas em cuidados com os portadores de Alzheimer, é que o idoso emagreça de forma rápida e exagerada. Nesse caso, é preciso ter muita atenção, pois é mais fácil prevenir do que reverter um quadro de desnutrição. Ao constatar perda significativa de peso (igual ou superior a 5% do peso verificado no mês anterior), é preciso comunicar imediatamente ao médico ou procurar um nutricionista.

Para evitar o emagrecimento, a orientação é acompanhar o paciente em suas refeições. Não basta perguntar a ele se comeu, pois, pela falta de memória ou noção de tempo, o paciente pode dizer que se alimentou, quando na verdade comeu há muitas horas. Para estimular uma alimentação constante e saudável, confira a temperatura da comida, pois alimentos muito quentes podem provocar queimaduras na boca e a recusa em continuar comendo. Já refeições frias (quando o ideal é que fossem mornas) costumam desestimular o apetite. Também estimule a alimentação com o uso de utensílios coloridos e alimentos de cores diferentes, fazendo com que chamem a atenção do paciente e despertem seu interesse pela refeição. Outra dica é optar por alimentos que possam ser consumidos com as mãos, para facilitar. Se não for possível, deixe tudo picado e organizado no prato. Com boa aparência, cheiro e sabor, será mais fácil apetecer o idoso.

O que pode prejudicar o cérebro

Muito cuidado com o consumo de açúcar, pois o ingrediente é rico em carboidratos simples em excesso e eleva o aporte calórico e a inflamação do organismo de forma geral. É recomendado evitar as gorduras ruins, pois o exagero prejudica a circulação sanguínea, o que é ruim para o cérebro.

Guia básico do cuidador

É necessário seguir algumas orientações para cuidar de pessoas com Alzheimer e dar maior conforto e qualidade de vida.

Saúde à mesa

Busque orientação de um nutricionista: é interessante saber a dieta adequada aos diferentes estágios da doença, pois a tendência é perder o apetite e o idoso ficar mais debilitado. Mantenha uma rotina de horário e local para as refeições: a intenção é facilitar o dia a dia e estimular a criação do novo hábito de se alimentar.

Varie refeições: o ideal é oferecer alimentos diferentes e servir pequenas porções em intervalos curtos. O excesso de comida pode causar desconfortos gastrointestinais.

Ofereça bastante líquido: o indicado é, em média, oito copos por dia de água, chás, sucos naturais e refrescos. Idosos doentes são mais suscetíveis a quadros de desidratação.

Facilite a mastigação: sirva alimentos com consistência adequada às possibilidades do idoso mastigar, lembrando que a dificuldade de engolir é um sintoma da doença.

Cuide da higiene bucal: ajude o paciente a escovar os dentes e leve-o ao dentista sempre que possível, o que deve adiar maiores complicações para a alimentação.

Prevenção de quedas em casa

Sem mudanças: conserve objetos no mesmo lugar e com fácil acesso. Quanto menos locomoção, melhor.

Cuidado com o chão: evite produtos que deixem o piso escorregadio, além de tapetes e capachos.

Ilumine todos os cômodos da casa: se o idoso não achar o interruptor, vai andar no escuro e o risco de tropeçar e cair é enorme.

Nada de obstáculos: deixe os locais de circulação livre sem móveis no caminho.

Atenção aos calçados: não permita que o idoso use chinelos e sapatos com sola lisa, desamarrados ou mal ajustados.

Sentar sem sustos: eleve a altura das cadeiras, poltronas, camas e vasos sanitários.

Coloque corrimão em escadas: mesmo que sejam só dois ou três degraus, o idoso precisa ter onde se segurar.

Estimule o uso de bengala ou andador: essas ferramentas fazem toda a diferença na prevenção de quedas.

Sem acidentes no banho

Sem risco de se trancar: mantenha a porta do banheiro sem trincos ou chaves.

Coloque cadeira ou banco: dará mais segurança e será mais fácil para o idoso tomar banho.

Instale barras de apoio: elas são necessárias ao lado do vaso sanitário e indispensáveis no boxe do chuveiro.

Opte por um piso antiderrapante: tapetes emborrachados que aderem bem ao chão também podem ser úteis.

Facilite o acesso: o suporte de sabonete, assim como o de xampu, deve ficar em boa altura para o paciente.

Para uma autoimagem positiva

Ajude o idoso a manter sua boa aparência: estabeleça e mantenha uma rotina de cuidados com a higiene.

Limpinho e cheiroso: quando o paciente não toma banho sozinho, lave e seque seus cabelos, enxugue a pele com delicadeza e use hidratantes.

Estimule a autonomia: permita que o paciente cuide de si mesmo tanto quanto possível. Se conseguir pentear os cabelos sem ajuda, por exemplo, melhor para ele.

Separe o que vestir: deixe à vista as roupas adequadas à programação daquele momento (se for dormir, o pijama) e dispostas na ordem de utilização (primeiro a roupa íntima).

Atenção às necessidades fisiológicas: leve o idoso ao sanitário a cada três horas ou em intervalos menores se julgar necessário. Se está acamado, troque fralda e lençóis após ocorrência de urina ou fezes.

Espaço em ordem: se o paciente está na cama, mantenha o local sempre limpo e os lençóis bem esticados para que ele se sinta o melhor possível.

Para diminuir a agitação

Cuidado com o excesso de movimento: não receba muitas visitas em casa de uma só vez.

Corte a poluição sonora: evite barulhos, ruídos, sons muito altos e discussões, o que costuma deixar o idoso mais confuso e impaciente. Aliás, não se altere. Por mais que o paciente esteja em crise, fale tranquilamente e não discuta com ele.

Mantenha a rotina: procure não fazer mudanças bruscas no dia a dia do paciente.

Tente ocupar e dar carinho: crie distrações, busque novos assuntos, acaricie e abrace a pessoa.

Peça ajuda ao médico: caso a agitação seja constante e intensa, recorra ao especialista para acalmar o idoso.

Para evitar estresse

Nunca diminua a pessoa: não trate o portador de Alzheimer como criança nem fale dele como se estivesse ausente. Chame o idoso pelo nome e segure sua mão enquanto conversam.

Ajude a manter a ordem: cheque aparatos como óculos, aparelhos de surdez e próteses dentárias; não encontrar seus objetos deixará o paciente mais confuso e irritado.

Fale de maneira suave e pausada: transmitir segurança, escolher palavras simples, frases curtas e tom de voz amável e tranquilo facilitam a interação.

Tenha paciência: dê tempo suficiente para que o idoso possa responder a perguntas feitas a ele e demonstre que compreendeu o que foi dito. Tudo que for feito para melhorar a comunicação é bem-vindo.

Evite discutir e dar ordens: fale sempre no positivo, dizendo ao portador o que ele pode e o que deve fazer, mas sem autoritarismo e grosseria.

Como melhorar o cotidiano

Cuidar de uma pessoa com doença de Alzheimer em casa é uma tarefa desafiadora para qualquer família. As mudanças no dia a dia são significativas e as necessidades do paciente precisam ser compreendidas e incorporadas na rotina familiar.

Para tanto, é fundamental criar um plano de ação e adotar algumas estratégias que facilitem o dia a dia de todos:

Planejar o dia: uma agenda bem estruturada ajuda o paciente com Alzheimer a manter um senso de organização. Na fase em que o idoso ainda é independente, repasse com ele as atividades que serão realizadas no dia.

Comunicação: quando falar com o idoso, seja objetivo, olhe nos olhos e deixe ele responder no próprio ritmo. Se ele está confuso, não discuta ou insista no assunto.

Memória: um bom jeito de ativar a mente do paciente é lembrá-lo de sua própria história. Para trazer estas memórias à tona, utilize álbuns de fotos e músicas do seu tempo.

Atividades: fazer o que anima o paciente vai deixá-lo mais ativo e engajado. Exercícios físicos, por exemplo, são ótimos estimulantes. Mas é melhor criar uma rotina de atividades do que tentar ensinar algo novo. Outra dica é estimular a independência, ajudando-o apenas com o que ele não consegue realizar sozinho.

Facilite a rotina: espalhar lembretes pela casa (apague a luz, feche a torneira, desligue a TV etc.) pode ajudar bastante o idoso. A rotina dele deve ser simplificada de tal maneira que o paciente possa continuar envolvido com ela.

Noção de dias e meses: a noção de tempo vai diminuindo conforme o Alzheimer progride. Para ajudá-lo a se localizar temporalmente, deixe um calendário próximo e marque com ele a passagem dos dias.

Tudo no lugar: para que o idoso se sinta melhor localizado e saiba onde está cada coisa, mantenha os objetos da casa sempre no mesmo lugar.

Atenção à segurança: para manter o seu familiar seguro, adote algumas medidas, como usar cadeados em armários com objetos potencialmente perigosos, verificar a temperatura da água e evitar assoalhos que facilitam quedas.

Para não se perder: faça o portador de Alzheimer usar uma pulseira, colar ou outro adereço que ele não consiga tirar e que tenha dados de identificação (nome, endereço, telefone etc.) e a inscrição "memória prejudicada", caso o idoso precise de ajuda.

Limite as opções: pode parecer ruim, mas em vez de oferecer vários sabores de sorvete, por exemplo, pergunte o que ele gosta ou sugira apenas dois tipos. A dificuldade de guardar as variedades e a indecisão sobre a escolha podem favorecer a confusão mental.

Institucionalização

Para algumas famílias, institucionalizar o paciente com Alzheimer, ou seja, mantê-lo em uma instituição ou clínica especializada no tratamento de idosos, é a melhor alternativa para garantir cuidados de saúde e qualidade de vida. Nesse caso, a escolha do local deve ser bem criteriosa. Se tiver uma indicação, é um bom começo. Para facilitar a busca, vale a pena seguir algumas recomendações, como verificar se a instituição está devidamente registrada nos órgãos competentes e as referências quanto aos seus credenciamentos e alvarás, certificar-se quanto aos recursos humanos disponíveis, se o quadro de profissionais é suficiente e quais os serviços especializados que oferece, e visitar o local e observar como é o tratamento dos funcionários dispensado aos pacientes, a qualidade das refeições, as condições sanitárias em geral e a satisfação de familiares dos idosos que estão lá.

Escolhendo um cuidador

Atender a todas as necessidades de um paciente com Alzheimer é um desafio dificilmente vencido sem apoio. Mesmo delegando e distribuindo funções, o responsável pelo idoso nem sempre consegue dar conta de todas as demandas, ainda mais quando trabalha fora de casa.

Para famílias que dispõem de recursos financeiros, existe a possibilidade da contratação de um cuidador profissional. A medida ajuda a tranquilizar os parentes e pode até aumentar a qualidade de vida do paciente, pois ele terá ainda mais atenção. Nesse caso, é importante fazer a adaptação gradualmente e escolher bem o profissional.

O cuidador de idosos deve ter informação sobre o Alzheimer e saber manejar sintomas com tranquilidade e paciência, respeitando as orientações do médico e dos familiares.

Na hora de contratar, é fundamental verificar a experiência profissional e as referências anteriores, além de respeitar os direitos trabalhistas para evitar sobrecarga na jornada de trabalho, desgastes na relação com o paciente e seus familiares, e problemas futuros com indenizações.

Direitos do paciente

É garantido atendimento e medicação gratuitos. Por meio do "Programa de Assistência aos Portadores da Doença de Alzheimer", o Ministério da Saúde define uma articulação entre Governo Federal, estados e municípios para garantir aos pacientes os seguintes direitos: consultas para diagnóstico, atendimento hospitalar na rede púbica, atendimento em hospital-dia, visita domiciliar de profissional da saúde, tratamento acompanhado por equipe multidisciplinar, programa de orientação e treinamento para familiares; e medicação gratuita (rivastigmina, donepezil, galantamina e memantina).

Também fica garantida a isenção do Imposto de Renda. É um benefício previsto pela Lei nº 11.052 por meio da qual a pessoa portadora de doença grave fica dispensada do pagamento do Imposto de Renda sobre o valor recebido em forma de aposentadoria, reforma ou pensão.

Outros rendimentos, inclusive complementações recebidas de entidades privadas, não são isentos. Como o Alzheimer não foi citado na lista das doenças graves, mas pode ser incluída no grande grupo das alienações mentais, os pacientes têm direito a esse benefício.

Os detalhes do procedimento para solicitar a isenção podem ser informados no órgão pagador da aposentadoria (Instituto Nacional do Seguro Social — INSS ou outros) ou por meio do site da Associação Brasileira de Alzheimer (abraz.org.br) no item "direitos". Outro direito é a garantia de um salário-mínimo mensal à pessoa portadora de deficiência e ao idoso com 65 anos ou mais que comprove não possuir meios de prover a própria manutenção nem de tê-la provida por sua família. Trata-se do benefício da prestação continuada pago pelo INSS. Para receber, o idoso não precisa ter contribuído à Seguridade Social, mas é necessário provar que sua família possui renda mensal *per capita* (por pessoa da família) inferior a um quarto do salário-mínimo.

CONSULTORIAS

Edson Issamu, *neurologista da Rede de Hospitais São Camilo, de São Paulo;*
Maisa Kairalla, *geriatra da Sociedade Brasileira de Geriatria e Gerontologia (SBGG), coordenadora do Ambulatório de Transição de Cuidados da Disciplina de Geriatria e Gerontologia da Universidade Federal de São Paulo (Unifesp);*
Mario Louzã, *médico psiquiatra, doutor em Medicina pela Universidade de Würzburg, na Alemanha, e membro do Instituto de Psicanálise da Sociedade Brasileira de Psicanálise, de São Paulo;*
Saulo Nader, *neurologista da Universidade de São Paulo (USP) e do Hospital Albert Einstein.*

FONTES

ABRAZ. Associação Brasileira de Alzheimer. Disponível em: abraz.org.br. Acesso em: 14 de set. 2023.

ALZ. Alzheimer's Association. Disponível em: www.alz.org/br/demencia-alzheimer-brasil.asp. Acesso em: 14 de set. 2023.

BVSMS. Biblioteca Virtual em Saúde. Ministério da Saúde. Disponível em: bvsms.saude.gov.br. Acesso em: 14 de set. 2023.

DRAUZIO. Drauzio Varella. Disponível em: drauziovarella.uol.com.br. Acesso em: 14 de set. 2023.

IAB. Instituto Alzheimer Brasil. Disponível em: www.institutoalzheimerbrasil.org.br. Acesso em: 14 de set. 2023.

SBGG; Bayer. Envelhecimento no Brasil. 2017.

Segunda edição (outubro/2023)
Papel de miolo Luxcream 80g
Tipografia Alegreya Sans, Bison e Visby
Gráfica Piffer Print